U0387051

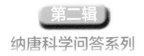

纳唐科学问答系列

医　院

[法] 米里埃尔·泽克　著

[法] 皮埃尔·卡尤　绘

杨晓梅　译

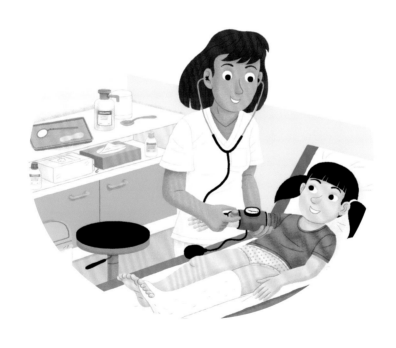

吉林科学技术出版社

L'HOPITAL
ISBN：978-2-09-257053-1
Text: Muriel Zurcher
Illustrations: Pierre Caillou
Copyright © Editions Nathan, 2017
Simplified Chinese edition © Jilin Science & Technology Publishing House 2023
Simplified Chinese edition arranged through Jack and Bean company
All Rights Reserved

吉林省版权局著作合同登记号：
图字　07-2020-0056

图书在版编目（CIP）数据

医院 / （法）米里埃尔·泽克著；杨晓梅译. -- 长
春 ：吉林科学技术出版社，2023.7
　（纳唐科学问答系列）
　ISBN 978-7-5744-0359-8

　Ⅰ. ①医… Ⅱ. ①米… ②杨… Ⅲ. ①医院—儿童读
物 Ⅳ. ①R197.3-49

中国版本图书馆CIP数据核字(2023)第078862号

纳唐科学问答系列　医院
NATANG KEXUE WENDA XILIE YIYUAN

著　　者　[法]米里埃尔·泽克
绘　　者　[法]皮埃尔·卡尤
译　　者　杨晓梅
出 版 人　宛　霞
责任编辑　赵渤婷
封面设计　长春美印图文设计有限公司
制　　版　长春美印图文设计有限公司
幅面尺寸　226 mm×240 mm
开　　本　16
印　　张　2
页　　数　32
字　　数　25千字
印　　数　1-6 000册
版　　次　2023年7月第1版
印　　次　2023年7月第1次印刷

出　　版　吉林科学技术出版社
发　　行　吉林科学技术出版社
地　　址　长春市福祉大路5788号
邮　　编　130118
发行部电话/传真　0431-81629529　81629530　81629531
　　　　　　　　　　　81629532　81629533　81629534
储运部电话　0431-86059116
编辑部电话　0431-81629520
印　　刷　吉林省吉广国际广告股份有限公司

书　　号　ISBN 978-7-5744-0359-8
定　　价　35.00元

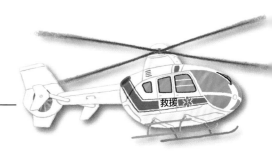

版权所有　翻印必究　举报电话：0431-81629508

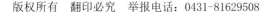

目 录

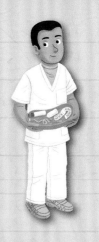

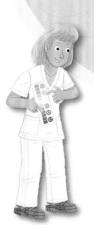

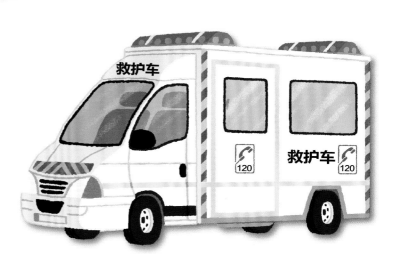

救护车　救护车
120　120

这里是医院

无论是受伤还是生病，医院的大门都向你敞开！

每个人都可以去医院就医吗？

是的，无论富裕还是贫穷，年老还是年幼，本国人还是外国人，都可以在医院里得到治疗。

医疗中心

如何去医院？

通常是家人陪着一起去医院。如果生了某些严重的病，就要用救护车甚至直升机接去医院。

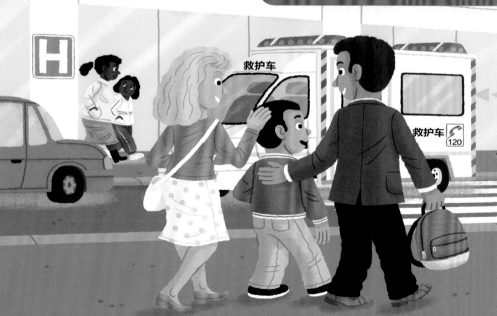

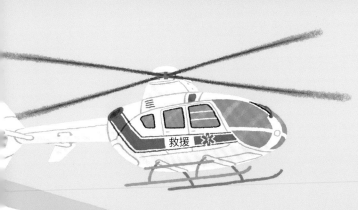

为什么人们常常害怕去医院？
因为人们有时会讳疾忌医。不过，医院的工作人员会向我们清楚地说明病情！

为什么急诊有单独的入口？
这样病人可以直接进入急诊室，让情况危急的病人在第一时间就得到治疗。

急 诊

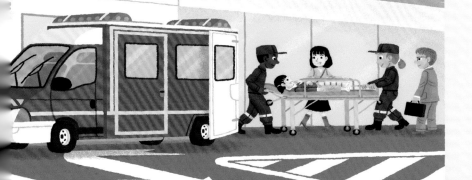

在图中找一找！

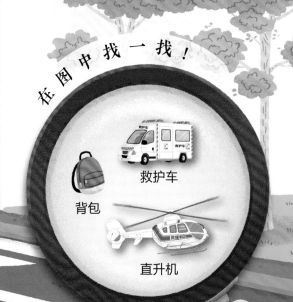

救护车

背包

直升机

急诊室

意外事故中的伤者会被送到急诊室接受治疗，病情较紧急的病人也会被送来这里。

谁最优先？

在急诊室，重病患者可以优先得到治疗。其他人要等待，哪怕他们到得更早。

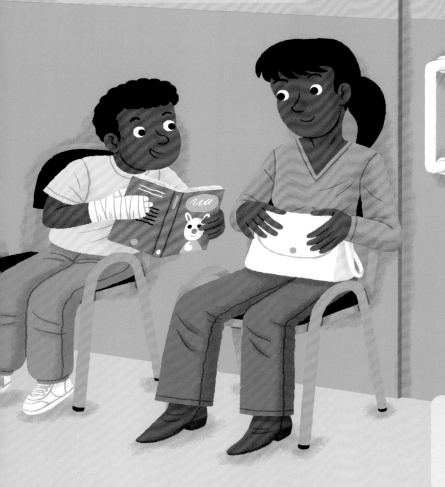

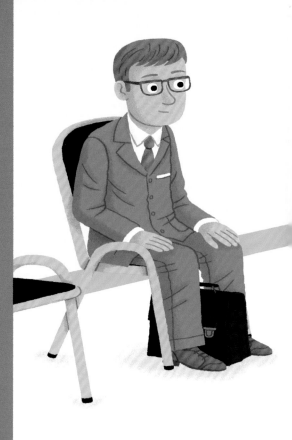

为什么医护人员穿着特殊的服装？

为了防止病原体在医院内外交叉传播。多亏了这些制服，我们能一眼认出医生和护士！

这个小尺子有什么用？

在尺子的帮助下，病人可以描述出疼痛程度：有点疼，比较疼，特别疼……这些信息能帮助医生选择最合适的治疗方法。

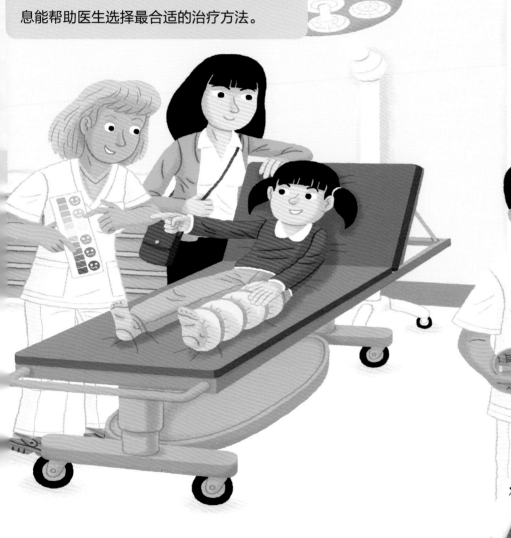

医生和护士的工作内容是什么？

医生要找出病人生的是哪种病，决定治疗的方案，护士要照顾病人。举个例子，护士要提醒病人吃药或给他们包扎。

在图中找一找！

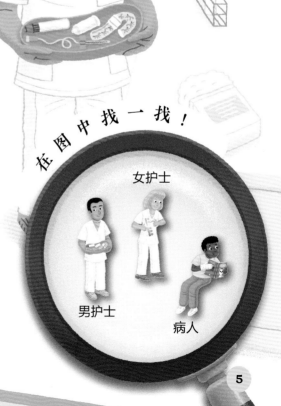

女护士

男护士

病人

了解自己的身体

　　想看到身体的内部构造，比如骨头有没有损坏，可以使用CT（电子计算机断层扫描）、MRIC（核磁共振成像）、B超（B型超声检查）、X线等手段。这些检查一点都不疼。

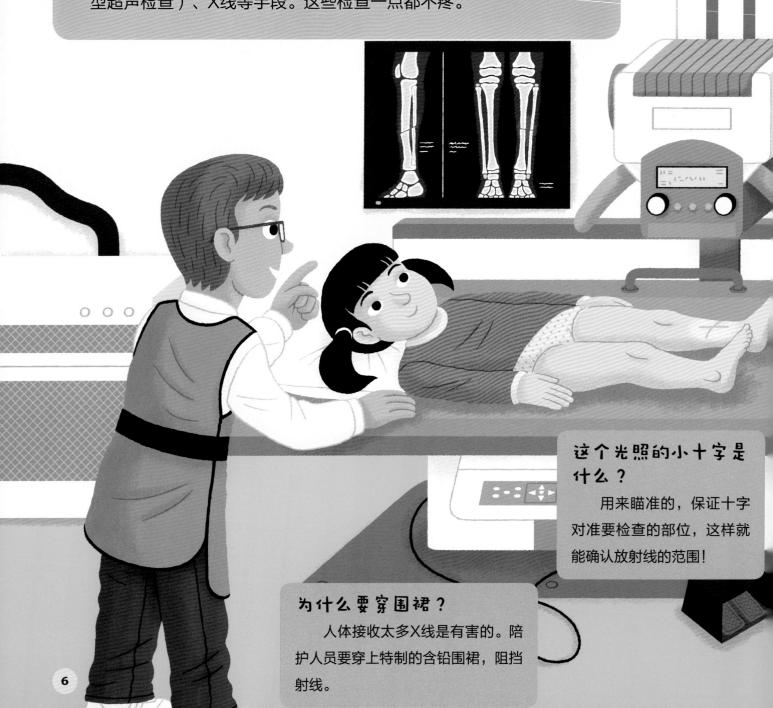

这个光照的小十字是什么？

　　用来瞄准的，保证十字对准要检查的部位，这样就能确认放射线的范围！

为什么要穿围裙？

　　人体接收太多X线是有害的。陪护人员要穿上特制的含铅围裙，阻挡射线。

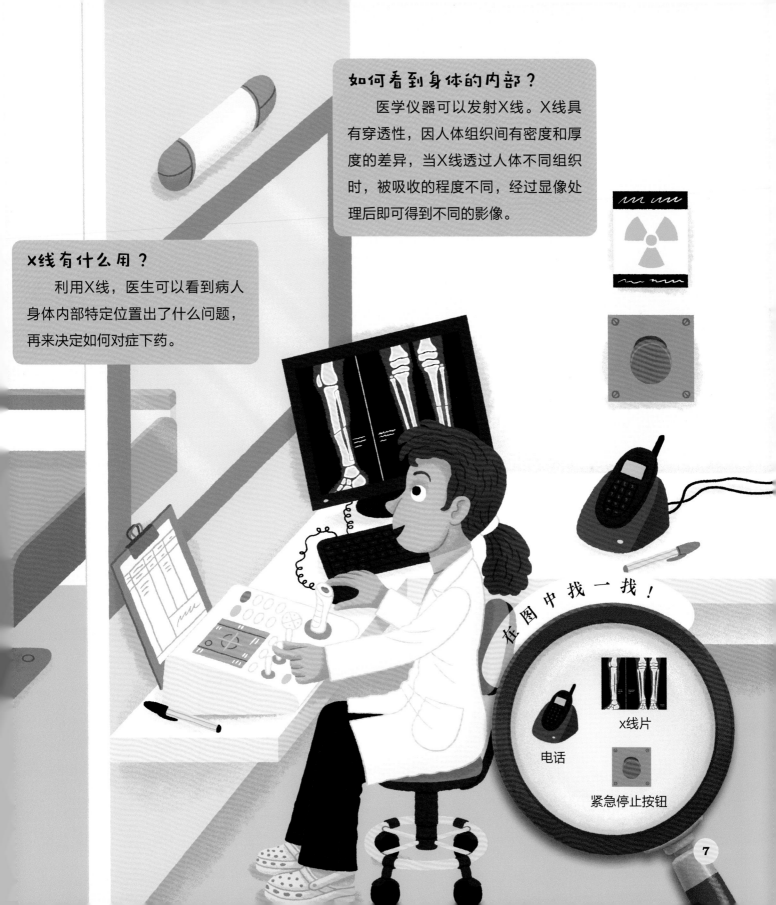

如何看到身体的内部？

医学仪器可以发射X线。X线具有穿透性，因人体组织间有密度和厚度的差异，当X线透过人体不同组织时，被吸收的程度不同，经过显像处理后即可得到不同的影像。

X线有什么用？

利用X线，医生可以看到病人身体内部特定位置出了什么问题，再来决定如何对症下药。

在图中找一找！

X线片

电话

紧急停止按钮

做手术

手术室里，外科医生、麻醉师等整个团队都准备好了。他们的任务是"修好"断掉的骨头！

爸爸妈妈可以进手术室吗？

不可以，因为非专业人员可能会带进来病原体。因此，家长要在手术室外等候。手术完成时，医生会立刻通知他们。

缝合工具

为什么所有人都戴着口罩？

手术期间，医生和护士必须戴手套、口罩与手术帽，防止病人被细菌感染。

什么是全身麻醉？

这是一种让病人"睡觉"的手段。这样一来，他就感觉不到疼痛了。注射或吸入一种特殊的气体都可以起到麻醉的效果。

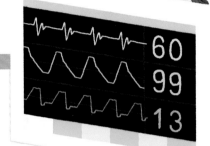

手术会留下伤痕吗？

会。在手术的最后，医生会用特殊的线或钉将皮肤缝合起来。一段时间之后，皮肤便会愈合，留下一道伤痕。

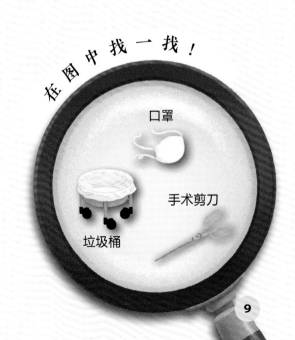

在图中找一找！

口罩

手术剪刀

垃圾桶

病房里

做完手术后，小朋友还要在儿科病房住上好几天。

一间病房可以住好几个小孩吗？

假如小朋友得的不是传染病，就可以和其他小朋友同住一间病房。有时，还可以交到新朋友呢！

在哪里吃饭？

病房里有带轮子的餐桌供小朋友坐在病床上吃饭时使用。如果可以活动，也可以和其他小朋友一起去医院餐厅吃饭。

爸爸妈妈晚上可以留下来吗？

通常一位家长可以留下来陪伴小朋友过夜。不过要视情况而定。

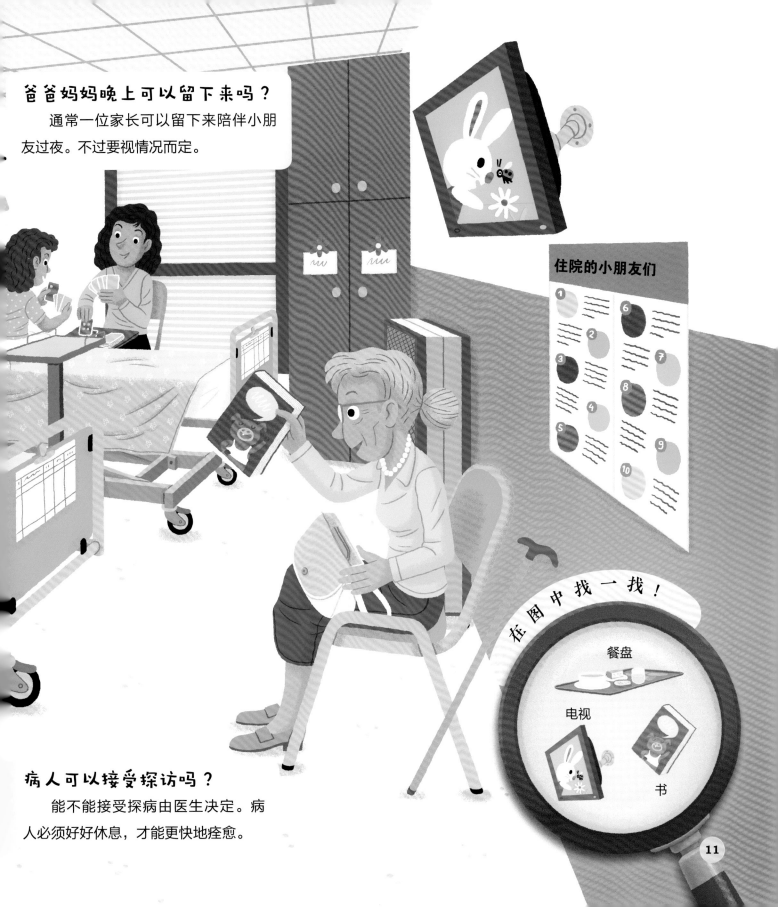

住院的小朋友们

1
2
3
4
5
6
7
8
9
10

在图中找一找！

餐盘

电视

书

病人可以接受探访吗？

能不能接受探病由医生决定。病人必须好好休息，才能更快地痊愈。

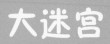

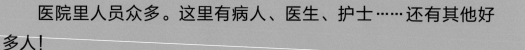

大迷宫

医院里人员众多。这里有病人、医生、护士……还有其他好多人！

为什么医院的电梯都特别大？

遇到无法行走的病人，护工需要将病床推到目的地，中途必须要乘电梯！

实验室的作用是什么？

实验室要分析从病人身上采集的样本，比如抽取的血液。这样才能确定病人所患的疾病。

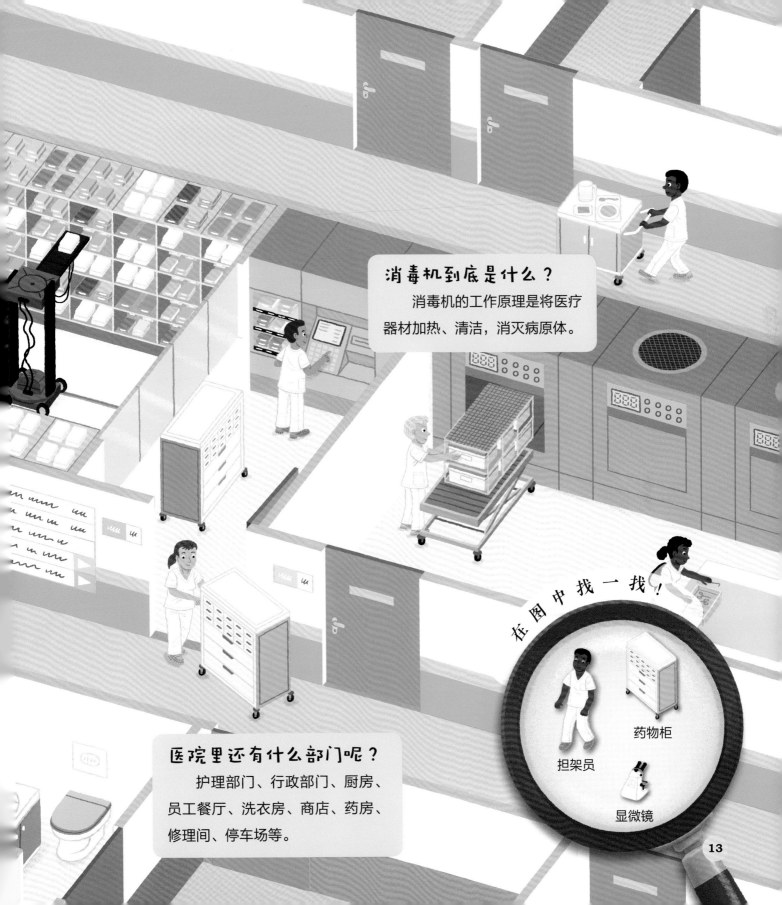

消毒机到底是什么？
消毒机的工作原理是将医疗器材加热、清洁，消灭病原体。

医院里还有什么部门呢？
护理部门、行政部门、厨房、员工餐厅、洗衣房、商店、药房、修理间、停车场等。

在图中找一找！

担架员

药物柜

显微镜

13

诊疗室

这里聚集了医生、护士、护工、复健师，这群人有着共同的目标：帮助病人缓解病痛，尽快痊愈。

为什么这些人聚在一起谈话？

为了更好地治疗与照顾病人，医护人员们需要经常开会，交流病人的情况。

护工的工作是什么？

护工要照顾病人的生活起居，如吃饭、上厕所……另外还有服务人员送来餐食、打扫病房。

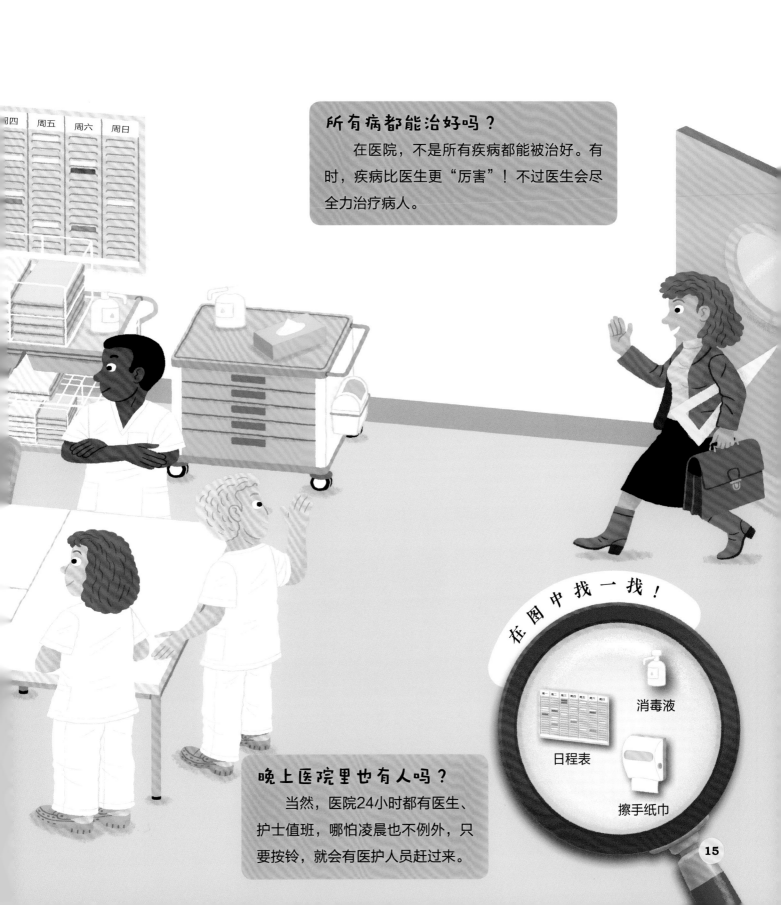

所有病都能治好吗？

在医院，不是所有疾病都能被治好。有时，疾病比医生更"厉害"！不过医生会尽全力治疗病人。

晚上医院里也有人吗？

当然，医院24小时都有医生、护士值班，哪怕凌晨也不例外，只要按铃，就会有医护人员赶过来。

在图中找一找！

消毒液

日程表

擦手纸巾

15

看医生

医院有各种各样的专科医生：皮肤科、心血管科、骨科……出院几天后，我们需要来复诊。

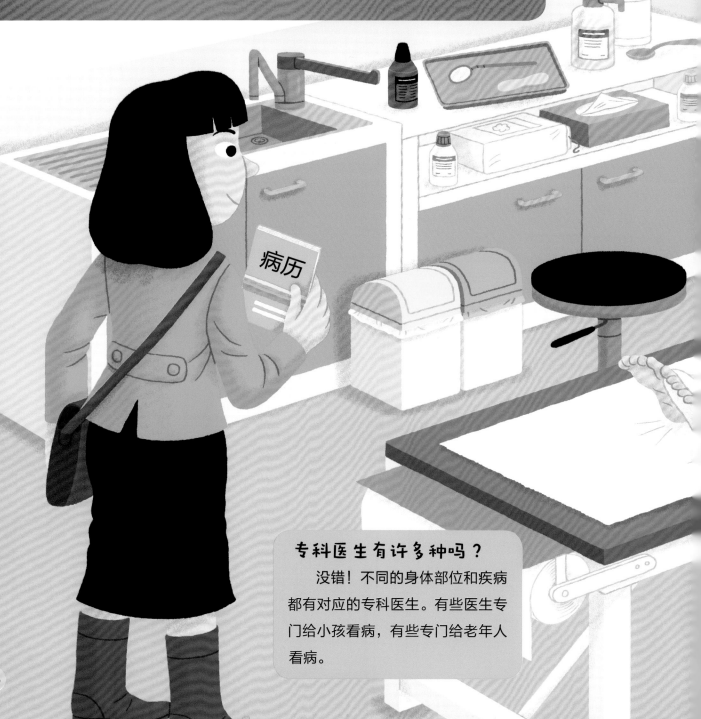

病历

专科医生有许多种吗？

没错！不同的身体部位和疾病都有对应的专科医生。有些医生专门给小孩看病，有些专门给老年人看病。

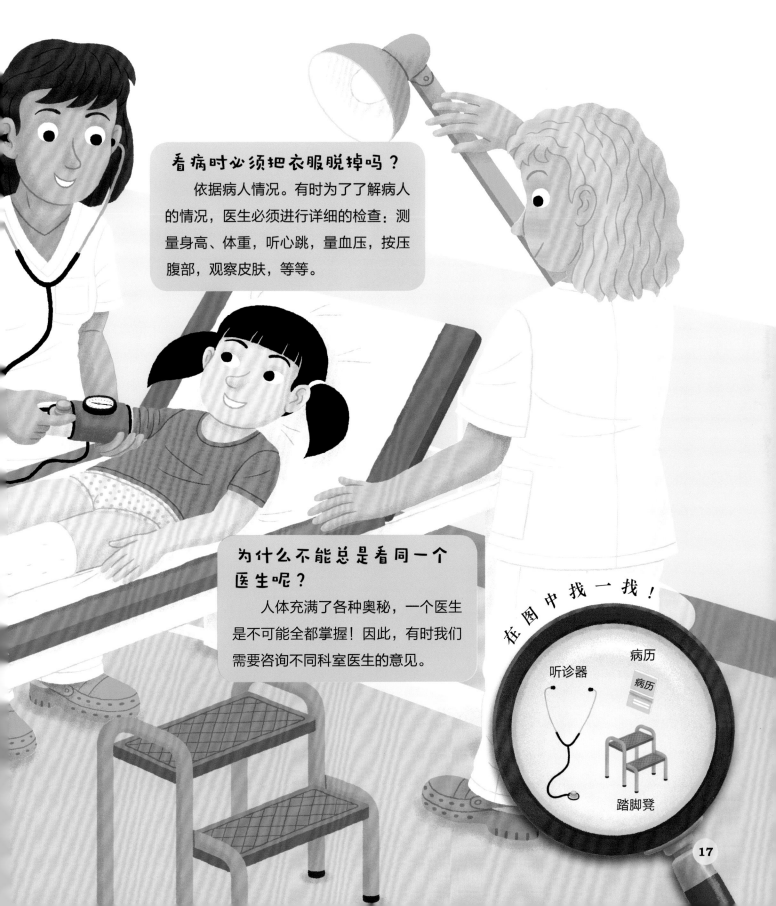

看病时必须把衣服脱掉吗？

依据病人情况。有时为了了解病人的情况，医生必须进行详细的检查：测量身高、体重，听心跳，量血压，按压腹部，观察皮肤，等等。

为什么不能总是看同一个医生呢？

人体充满了各种奥秘，一个医生是不可能全都掌握！因此，有时我们需要咨询不同科室医生的意见。

在图中找一找！

听诊器

病历

病历

踏脚凳

产科

产科接待的是怀孕的女性。这里是小宝宝们出生的地方。

为什么孕妇要来产科？

当小宝宝准备从妈妈肚子里出来时，绝大部分准妈妈会来到医院接受医生、护士的帮助，确保分娩时她们和宝宝都平安健康。

亲友们都可以来看望小宝宝吗？

可以在开放探视的时间段过来。不过，亲友们自己要身体健康，同时避开妈妈和小宝宝疲惫的时候。

妈妈们要在医院里住几天呢？

通常分娩几天后，妈妈们就可以离开产科病房。只要妈妈和小宝宝身体健康，他们就可以回家了。

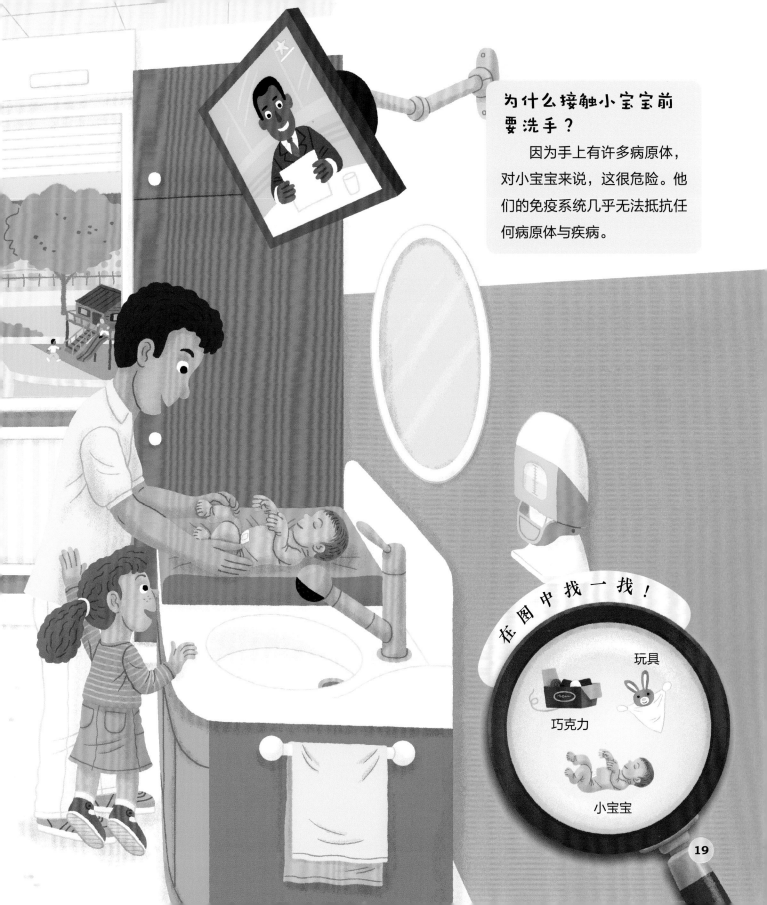

为什么接触小宝宝前
要洗手？

　　因为手上有许多病原体，
对小宝宝来说，这很危险。他
们的免疫系统几乎无法抵抗任
何病原体与疾病。

在图中找一找！

玩具

巧克力

小宝宝

医院真有趣

医院同时住着许多病人。他们要吃饭、睡觉，因此需要很多工作人员为他们服务。

为什么医院的厨房那么大？

厨房每天要为病人与医院员工提供餐食。医院厨房的冰箱像普通家庭的房间那样大。

这个机器有什么作用？

这个大罐子喷出的液体里加入了特殊的物质，作用是对地面与垃圾桶进行清洁、消毒。

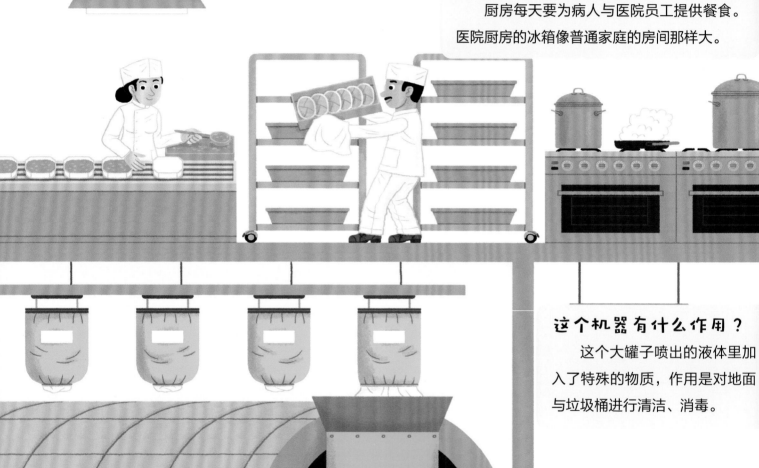

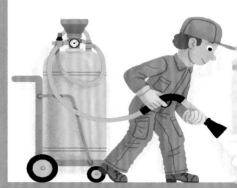

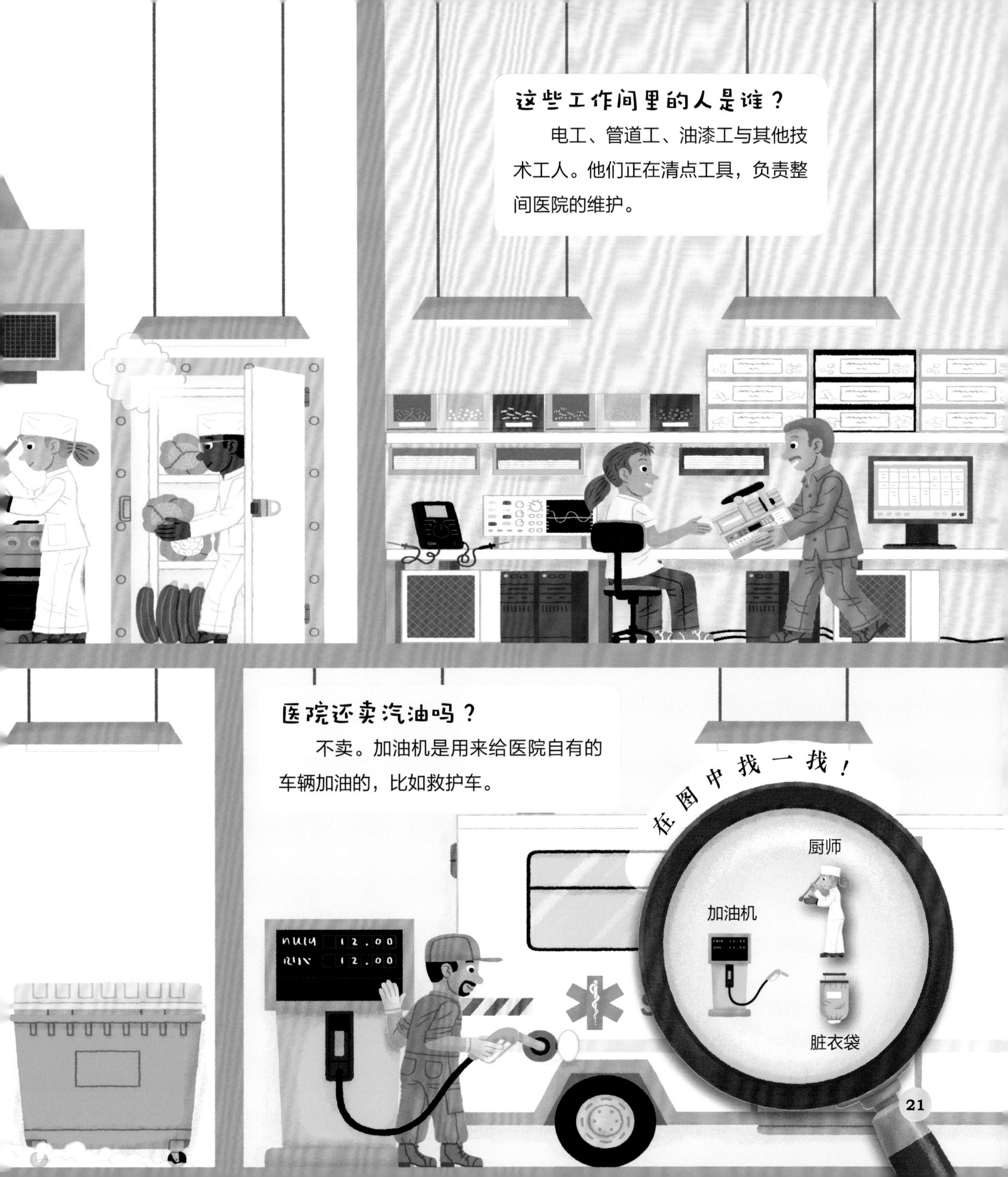

这些工作间里的人是谁？

电工、管道工、油漆工与其他技术工人。他们正在清点工具，负责整间医院的维护。

医院还卖汽油吗？

不卖。加油机是用来给医院自有的车辆加油的，比如救护车。

在图中找一找！

厨师

加油机

脏衣袋

一起来散步吧

医院里有大楼、停车场，还有公园一般的庭院。走出病房，在户外走一走，惬意极了！

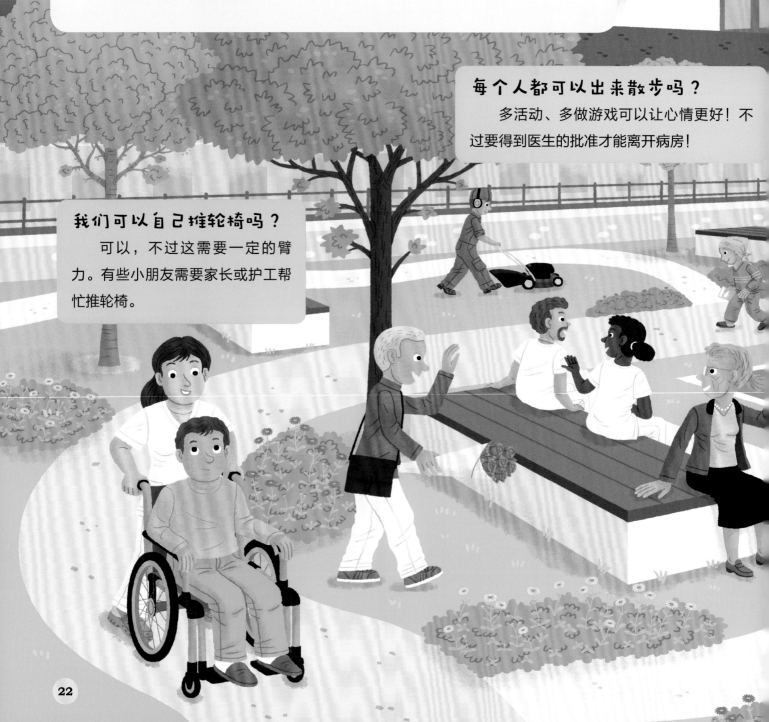

每个人都可以出来散步吗？

多活动、多做游戏可以让心情更好！不过要得到医生的批准才能离开病房！

我们可以自己推轮椅吗？

可以，不过这需要一定的臂力。有些小朋友需要家长或护工帮忙推轮椅。

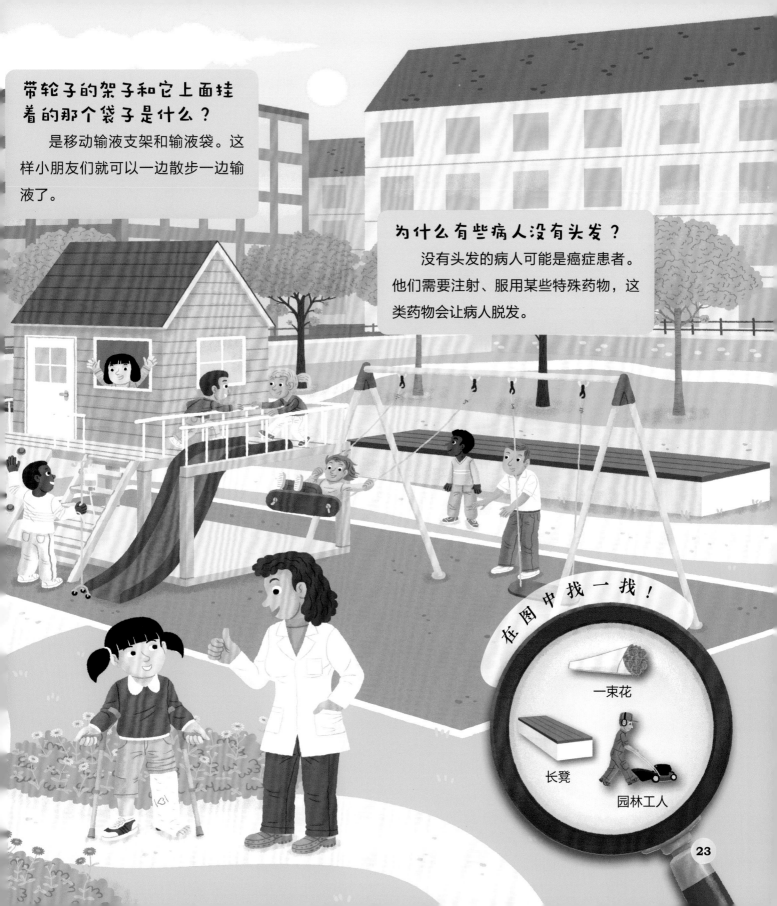

带轮子的架子和它上面挂着的那个袋子是什么？

是移动输液支架和输液袋。这样小朋友们就可以一边散步一边输液了。

为什么有些病人没有头发？

没有头发的病人可能是癌症患者。他们需要注射、服用某些特殊药物，这类药物会让病人脱发。

在图中找一找！

一束花

长凳

园林工人

23

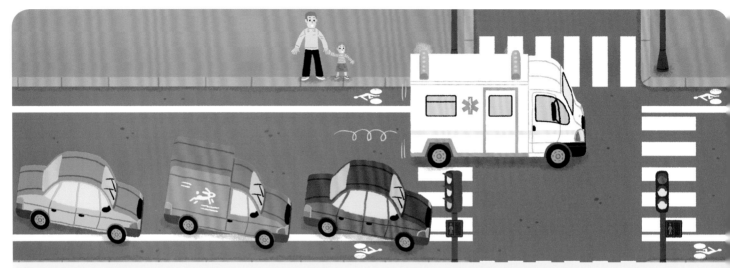

为什么救护车上都有警示灯?

当救护车上有紧急病人时,警示灯与警笛会提示路上行驶的其他司机让出道路,让救护车先走。这样能更及时地把病人送到医院。

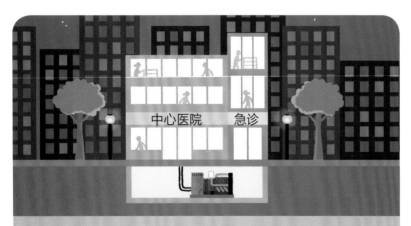

医院停电了怎么办?

一旦医院的电力供应出现故障,备用汽油发电机就会立刻运转起来。如果这台发电机也出了问题,还有第二台备用发电机。有了这些备用发电机,医院就不用担心停电了。

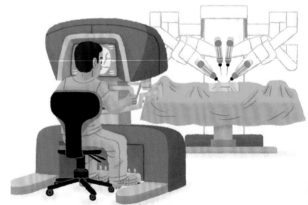

手术室里有机器人吗?

有!一些手术医生会使用机器人为病人开刀。多亏了它们,使手术的每一步操作更加精准!

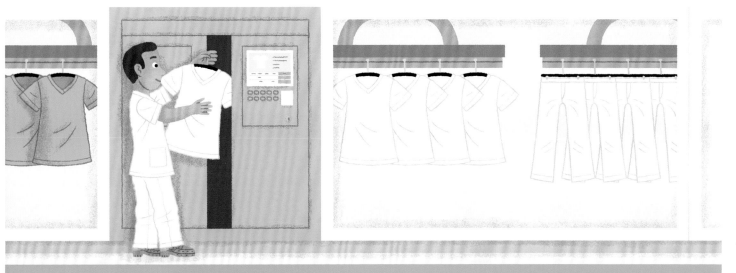

医院里最神奇的机器是什么？

在一些医院，工作人员每天都要来到一台特殊的"自动贩卖机"前。他们不是为了买咖啡，而是来领取干净的工作制服。

什么是气动管道？

由一系列管道组成的传输网，通过气流将管道中的物资（如药物、化验样本等）推动到目的地。有时这些物资会在管道中跨越整个医院！

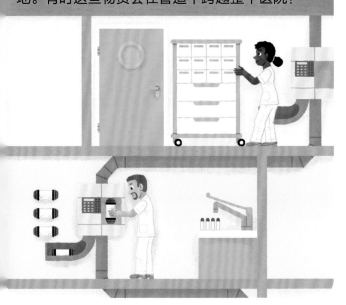

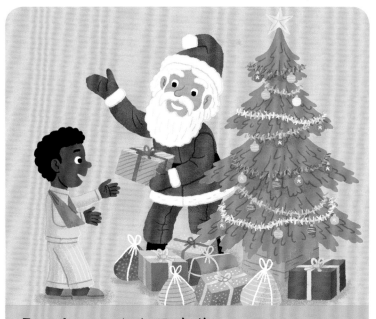

圣诞老人也会来医院送礼物吗？

当然会！在医院，我们也会庆祝圣诞夜。圣诞老人送礼物时绝对不会忘了这里的小朋友！

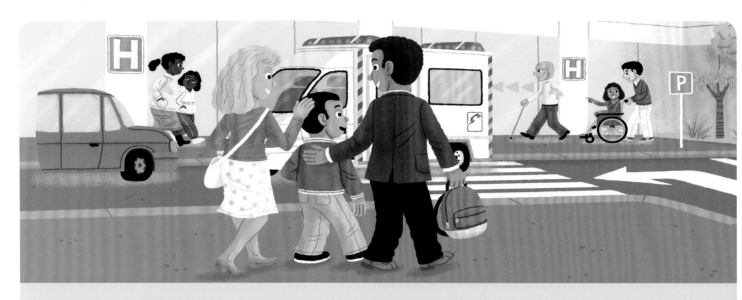

如果住院，包里应该放什么？

如果要住院的话，患者几乎一整天都躺在病床上。所以需要带上睡衣、洗漱包，还有打发时间的书或玩具。

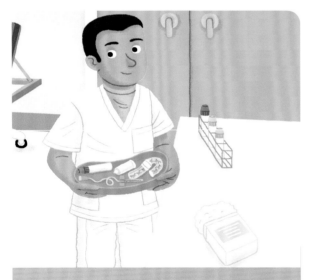

打针疼吗？

有一点疼，但很快可以得到缓解。要减轻疼痛，可以抹上特殊的药膏或吸入特殊的气体，让皮肤的感觉没那么灵敏。

为什么做检查时我们不可以动？

一旦我们活动了，拍出来的图像就会模糊，就得再做一次。

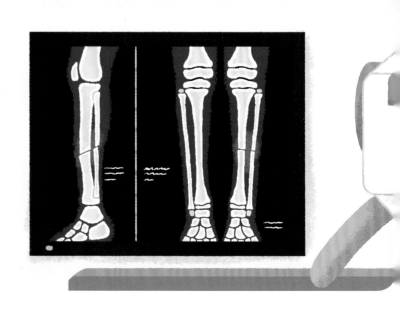

手术后，病人要去哪儿？

手术完成后，病人会被转移到另一个病房里，在护士的照料下，渐渐从麻醉中苏醒过来。

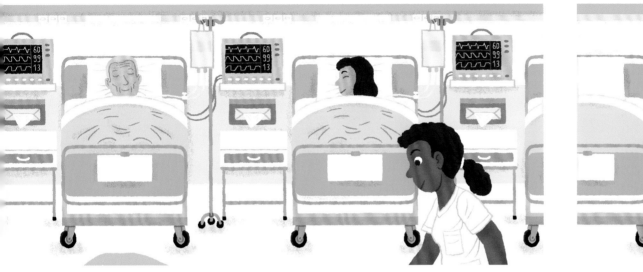

想上厕所怎么办？

假如无法起身，那么小朋友可以按铃呼叫护工。护工会拿来一个特殊的盆子，放到小朋友身体下，等上完厕所后再将盆子拿走。

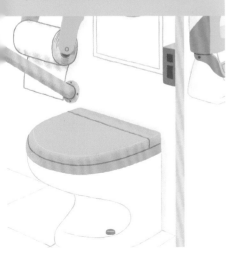

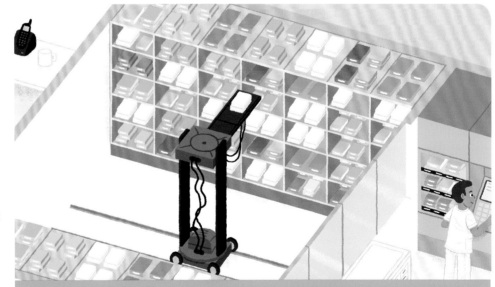

医院里的药房有什么作用？

药房贮备药品，药剂师按照医生开的处方，将药准备好，等待患者或患者家属来取。

为什么小宝宝的肚脐上贴着纱布？

在妈妈肚子里时，小宝宝是通过脐带吸收营养的。出生后，脐带被剪断，留下的伤口变成了肚脐。

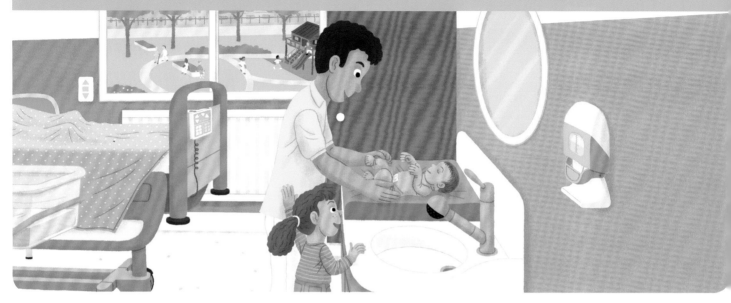

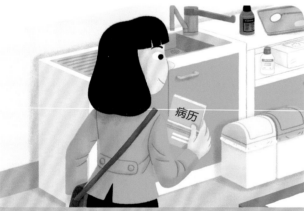

病历的作用是什么？

每次来医院，医生都会在病历里写下与病人病情相关的信息：打过的疫苗、得过的病、做过的检查……这样的话，下一次医生就能快速回想起来。即便换了医生，新的医生也能迅速掌握患者之前的病情。

这个老师来医院干吗？

完成她的工作，给不得不长时间住院的小朋友们上课。

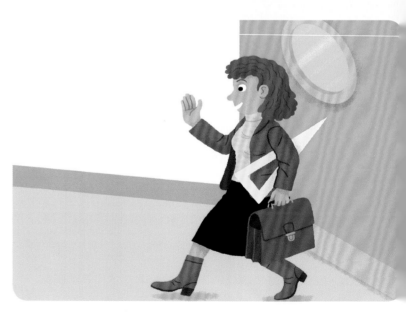

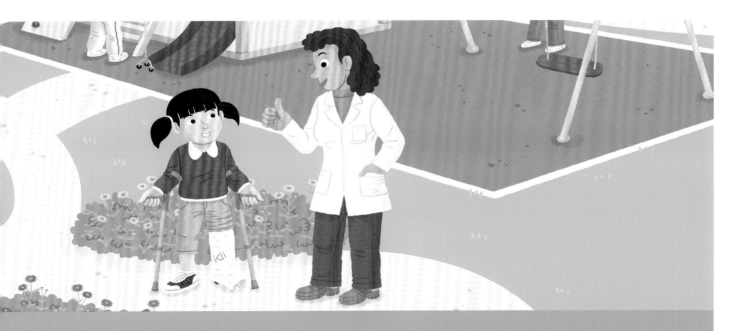

拄着拐杖走路困难吗？

如果一条腿打上了石膏，就要拄着拐杖走路了。病人很快就能习惯拐杖，不过记得走慢一点才能走得稳。

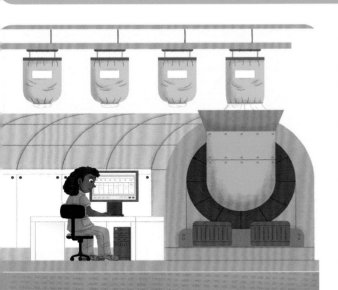

这个"隧道"的作用是什么？

这是一台巨大的洗衣机，一天可以清洗好几吨的衣物。

X线和CT有什么区别？

X线能够有效的透过软组织，但是不能够穿透骨骼组织，所以在骨科当中应用比较广泛。CT是一种功能齐全的病情探测仪器，应用灵敏度极高的仪器对人体进行测量，可以发现人体内的细小病变。

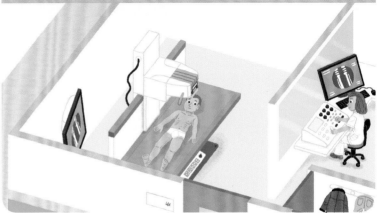

什么时候需要救援直升机？

　　把直升机应用于应急救援（空中120），能更快速到达水、陆路不可通达的作业现场，实施搜索救援、物资运送、空中指挥等工作，是世界上许多国家普遍采用的最有效的应急救援。救援直升机的机尾喷涂有明显的急救标志，飞机内部配备有模块化的座椅和医用担架，正常情况下可以承载5人。

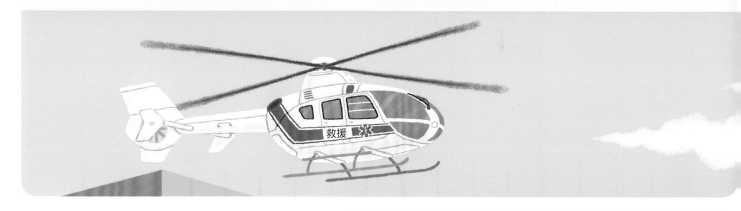

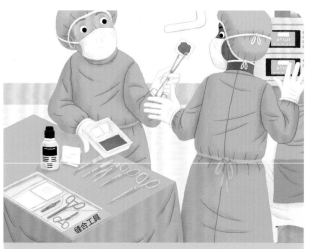

缝合工具

为什么手术后需要缝合伤口？

　　医生将已经切开或外伤断裂的组织、器官进行对合或重建，恢复它们的功能。缝合是保证良好愈合的基本条件，也是重要的外科手术基本操作技术之一。不同部位的组织器官需采用不同的方式方法进行缝合。

这是什么床？

　　手术床又称为手术台，可以在手术过程中为医生提供方便的手术环境，起到支撑患者，并根据手术操作需要调整体位的作用。

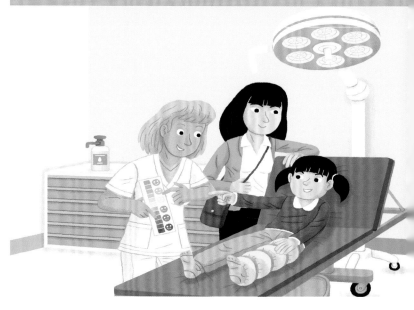